SAINT-HONORÉ-LES-BAINS

(NIÈVRE).

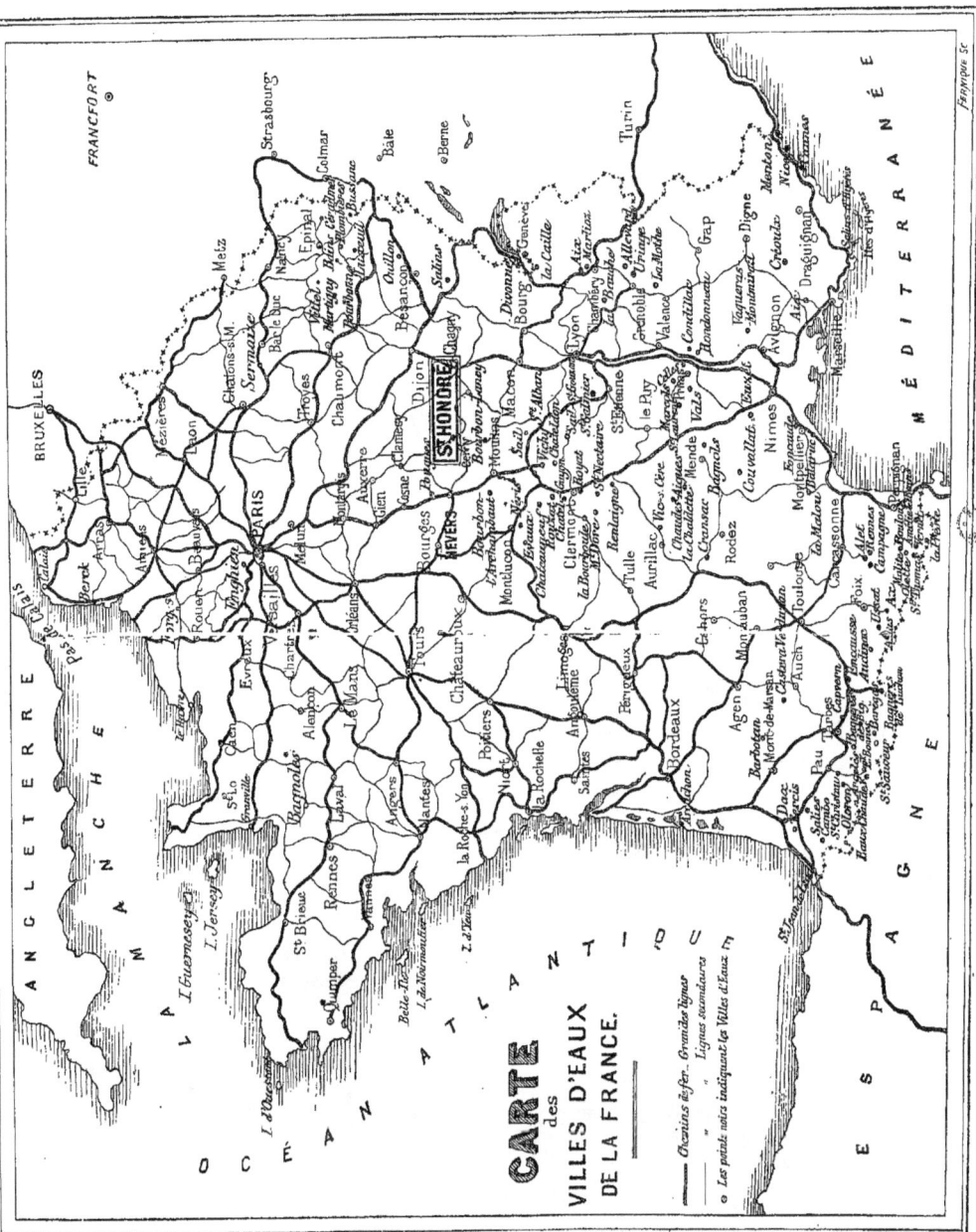

CARTE
des
VILLES D'EAUX
DE LA FRANCE.

Chemins de fer. Grandes lignes
Lignes secondaires
Les points noirs indiquent les Villes d'Eaux

NOTICE

SUR

LA STATION THERMO-MINÉRALE

DE

St-HONORÉ-LES-BAINS

(NIÈVRE)

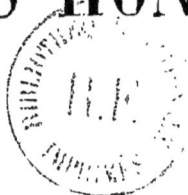

Exposition universelle   Exposition de Nice 1884

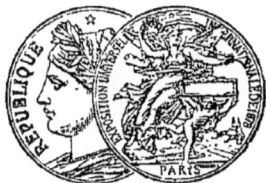

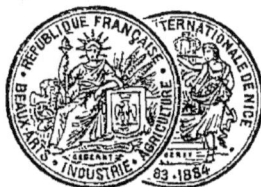

Paris 1878   Médaille d'or

DIPLOME D'HONNEUR
à l'Exposition de Nevers 1887

NEVERS,

IMPRIMERIE FAY, C. VALLIÈRE, SUCCESSEUR,

Place de la Halle et rue du Rempart.

1889

SAINT-HONORÉ-LES-BAINS.

ITINÉRAIRE.

De Paris à Saint-Honoré (309 kilomètres). — Par chemin de fer et route de voitures. — Ligne de Lyon jusqu'à Clamecy. — 4 convois par jour. — Trajet en 7 h. 10 (1re classe, 27 fr. 90 c.; 2e classe, 20 fr. 95 c.; 3e classe, 15 fr. 35 c.) — De Clamecy à *Vandenesse* par Corbigny. — 3 convois par jour, correspondant avec les trains de Paris. — Trajet en 2 h. 30 m. (1re classe, 9 fr. 20 c.; 2e classe, 6 fr. 90 c.; 3e classe, 5 fr. 05 c.) — De Vandenesse à *Saint-Honoré* (7 kilomètres). — Par omnibus de correspondance. — Trajet en 30 minutes. — Saint-Honoré est également desservi, pendant la saison thermale, par la gare de Rémilly, pour les voyageurs venant de Lyon et de la Bourgogne.

PRIX TOTAL DU VOYAGE de Paris à Saint-Honoré, par Nevers : 1re classe, **37** fr. **10** c.; 2e classe, **27** fr. **85** c.; 3e classe, **20** fr. **40** c. — Trajet en 8 heures. (Ce voyage peut se faire dans d'avantageuses conditions en prenant un billet circulaire.)

La Saison thermale s'ouvre le 15 mai et finit le 1er octobre.

MALADIES JUSTICIABLES DE LA STATION.

AFFECTIONS DES MUQUEUSES.

1° MUQUEUSE RESPIRATOIRE — Pharyngite. — Laryngite. — Angines. — Amygdalites. — Bronchites. — Emphysème. — Congestion et phthisie pulmonaires. — Pleurésie chronique. — Asthme. — Catarrhe. — Affections du nez, des fosses nasales et des oreilles.

2° MUQUEUSE DIGESTIVE. — Dyspepsies *atoniques* seulement.

3° MUQUEUSE GÉNITO-URINAIRE. — Cystite *chronique.* — Blennorhée. — Leucorrhée. — Vaginite. — Métrites. — Ulcérations du col (1).

MALADIES DE LA PEAU.

Affections spécifiques. — Eczémas. — Psoriasis. — Pityriasis. — Herpès. — Acné. — Dartres, etc., etc.

AFFECTIONS CHRONIQUES.

Scrofule. — Anémie. — Chlorose. — Lymphatisme. — Arthritisme. — Herpétisme. — Syphilis. — Rhumatisme. — Maladies des enfants.

DOCTEURS ATTACHÉS A L'ÉTABLISSEMENT.

MM. BINET;
BREUILLARD;
COLLIN père ✻ ✿,
médecin-inspecteur;

MM. H. COLLIN fils ✿;
COMOY;
MARIUS ODIN ✻.

Le service pharmaceutique est assuré pendant la saison.

L'Administration a l'honneur d'informer MM. les Médecins que le traitement thermal et l'entrée au Casino leur sont délivrés à titre gracieux, à eux et à leurs familles.

(1) NOTA. — Chaque baignoire est pourvue d'une douche locale (à faible pression) d'eau sulfureuse courante, pour le traitement de ces affections.

QUELQUES MOTS

SUR LE DÉPARTEMENT DE LA NIÈVRE.

Chef-lieu : Nevers. — 4 arrondissements : Nevers, Château-Chinon, Clamecy et Cosne. — 25 cantons, 313 communes. — 20ᵉ arrondissement forestier (Bourges). — Huitième corps d'armée (Bourges). — Académie de Dijon. — Évêché à Nevers, suffragant de Sens.

Population : 347,576 habitants. — Superficie : 679,508 hectares.

Industrie : Le commerce des bois, l'exploitation des mines, des carrières de granit et la fonte des fers sont les principaux objets sur lesquels s'exerce l'industrie du département. On trouve, en outre, dans ce département, de grandes usines métallurgiques, des verreries, des poteries et des faïenceries. Il s'y fait également un grand commerce de bestiaux.

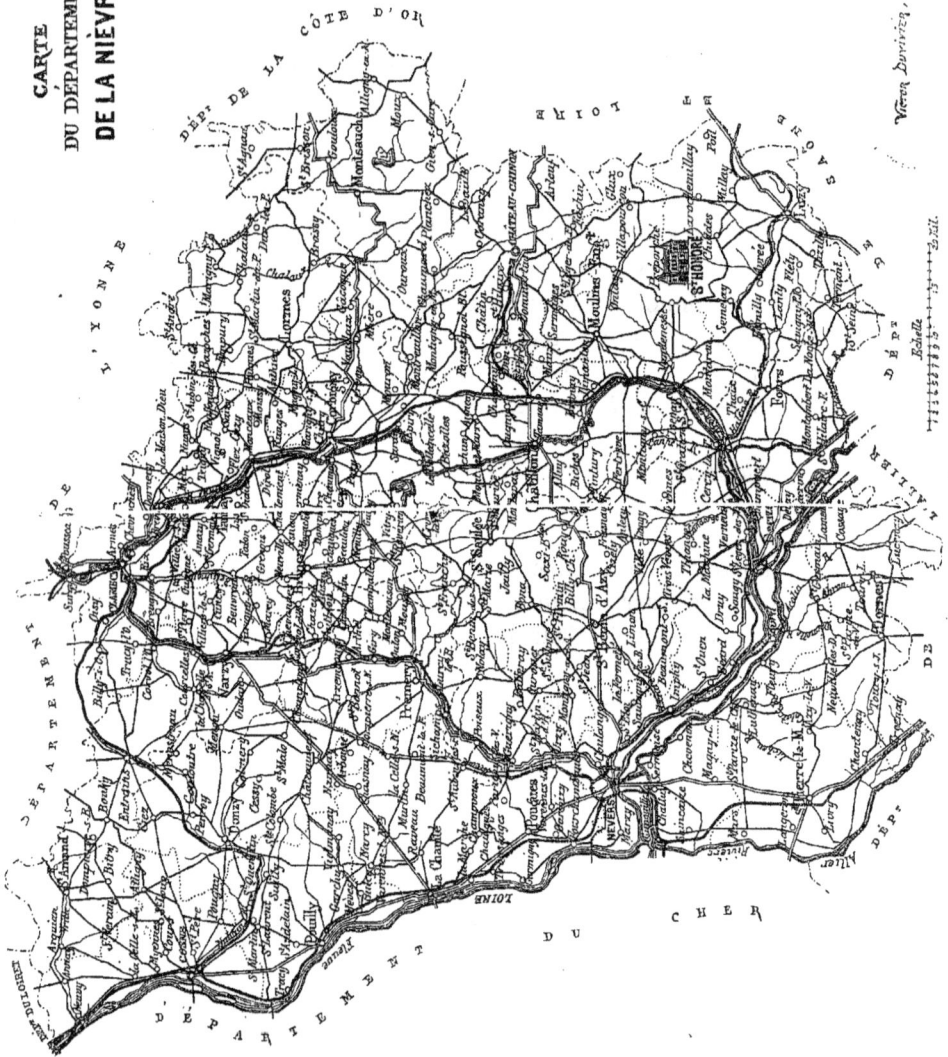

CARTE
DU DÉPARTEMENT
DE LA NIÈVRE

CURIOSITÉS, DISTRACTIONS, BIEN-ÊTRE.

Les touristes et les baigneurs, dont le nombre s'accroît d'année en année à la station thermo-minérale de Saint-Honoré, trouvent non-seulement le luxe et le confortable dans l'aménagement de l'établissement, des hôtels et des villas, mais encore toutes les distractions désirables pour les sujets bien portants ou malades.

C'est ainsi qu'une troupe, soigneusement recrutée par les soins de M. Santino-Costa (l'intelligent directeur des casinos de Saint-Honoré et de Nice) donne, chaque soir, des représentations d'opéras comiques, d'opérettes et de comédies. Un orchestre d'élite se fait entendre au parc, chaque jour, de onze heures et demie à deux heures et de quatre heures et demie à six heures.

Grands bals, concerts, bals d'enfants.

Cercle nouvellement installé. MM. les membres des divers grands cercles de France et de l'étranger y sont admis sur la simple présentation de leur carte.

Salon de lecture, café, salle de billard.

Jeux de petits chevaux, kermesse, deux jeux de lawn-tennis, balançoires, chevaux hygiéniques,

Guignol lyonnais, billard anglais, toupie hollandaise, tir au pistolet et à la carabine, etc., etc.

Les personnes désireuses de se perfectionner dans l'art de l'*équitation* trouveront d'excellents maîtres au manége de M. Bertrand.

Chevaux de selle et de voiture pour les excursions.

Photographies, salons de coiffure, magasins de toute sorte, entourent le parc, pour la satisfaction et l'utilité des étrangers.

Les amateurs de pêche, à Saint-Honoré, sont à proximité de l'Aron, de la Dragne et de plusieurs ruisseaux qui regorgent de poissons et d'écrevisses.

Bureau de poste et de télégraphe.

Le *cours de la Bourse* est affiché tous les jours au casino de l'établissement.

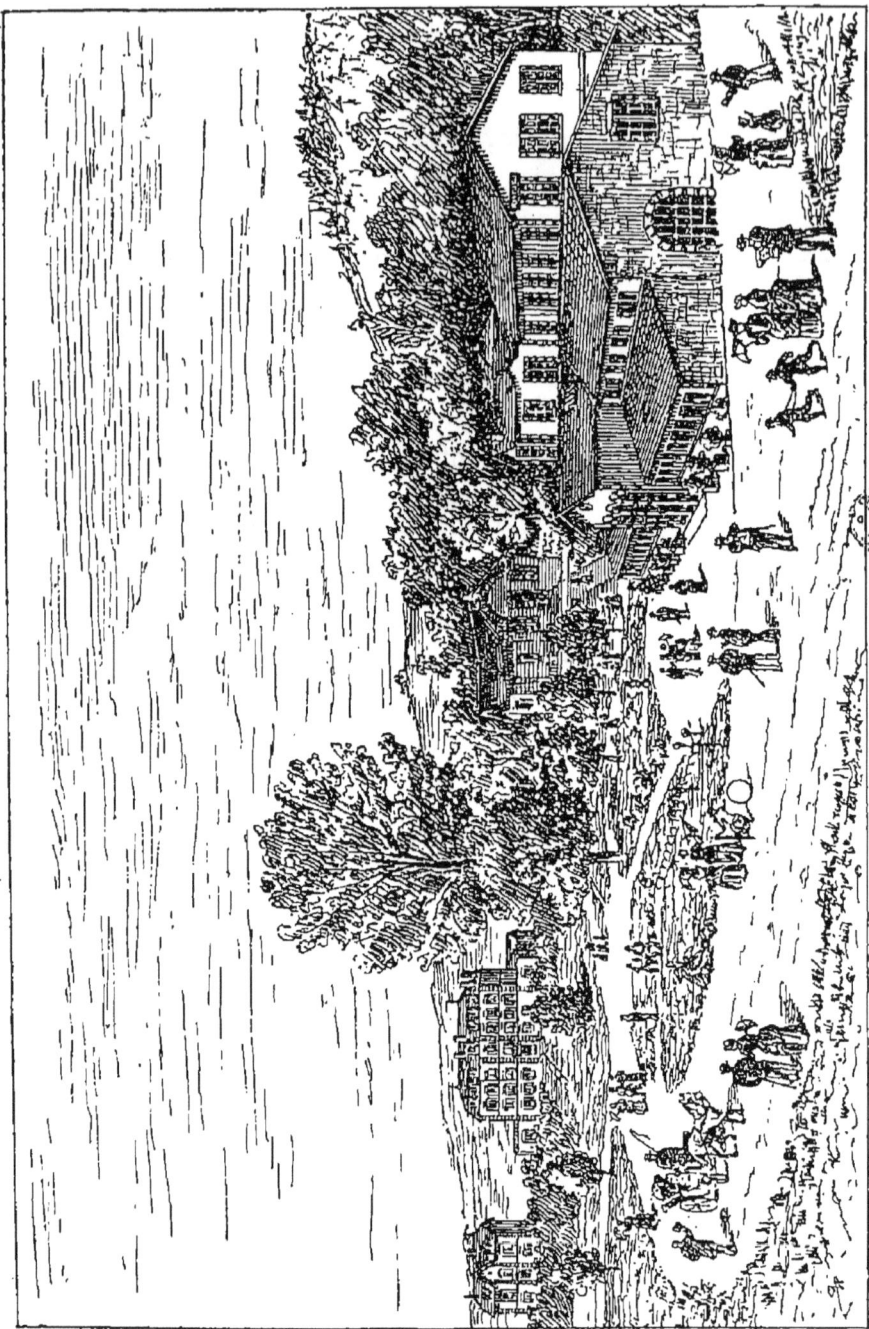

Établissement.

3

GÉNÉRALITÉS ET HISTORIQUE.

La station hydro-minérale de Saint-Honoré-les-Bains (Nièvre), à huit heures de Paris, est pittoresquement assise au pied du Morvan, à 302 mètres au-dessus du niveau de la mer. C'est un gros village de 1,700 habitants, entouré d'une triple ceinture de forêts, dont l'action *ozonisante*, éminemment dépuratrice de l'atmosphère, aide à la guérison de tous les malades en général. Toute cette région est salubre au plus haut degré, et de tout temps respectée par les épidémies quelles qu'elles soient : on connaît, du reste, l'action antiseptique remarquable qu'exercent sur l'air atmosphérique les particules sulfureuses. A l'est et au nord, un paysage montagneux des plus pittoresques vient, selon l'expression d'Elisée Reclus, « ravir, à chaque instant, les yeux des baigneurs ». Ce ne sont que verdoyants pâturages, clairs et frais ruisseaux, admirables cultures, sites accidentés, points de vue enchanteurs...

Le climat de Saint-Honoré est doux et tempéré : grâce à la pente du sol et à l'imperméabilité relative du sous-sol, il y a peu d'humidité atmosphérique. Abritée contre les vents du nord, notre station présente une température moyenne égale et peu variable, ainsi qu'en font foi les observations météorologiques relevées chaque année, durant la saison des bains. En outre, Saint-Honoré est exempt de brouillards intenses et d'orages violents.

Le Dr X. Gillot a fait une savante étude de la curieuse *flore* de la région, dont M. de Laplanche a décrit la *faune*, également très-variée. Quant à la question agricole, elle a été surtout traitée par M. Salomon, directeur de la ferme-école de Saint-Michel. Nous renvoyons à ces travaux ceux de nos lecteurs qui s'intéressent à ces détails, nous réservant de ne traiter ici que la question hydro-médicale proprement dite.

Saint-Honoré, l'*Arbandal* des anciens Gaulois, a une glorieuse histoire. Ses eaux étaient déjà connues avant la période romaine : les soldats de Jules César en expérimentèrent la valeur contre la lèpre, que certains d'entre eux avaient rapportée d'Orient. Mais c'est principalement sous Tibère que les thermes d'Alisence (*aquæ Alisencii, aquæ Nisinei*) acquirent une grande réputation : les recherches de R. Cortambert; les substructions mises au jour, dans toute leur importance, par M. le marquis d'Espeuilles; les pièces de monnaie et les vases à boire, ainsi que d'autres vestiges archéologiques, tout indique l'antique renommée de la vieille nymphe nivernaise.

Les thermes actuels remontent à l'an 1851, époque à laquelle le génie bienfaisant de M. le sénateur marquis d'Espeuilles décida du captage des eaux et de l'installation définitive d'un établissement hydro-minéral.

Cet établissement, aujourd'hui l'un des plus confortables de notre pays, est entouré d'un beau parc et couronné par un mamelon revêtu de pins et de chênes séculaires. Outre les sources thermales, si abondantes et si remarquables, dont nous allons parler tout à l'heure, il est (chose rare en France) muni d'une eau de source froide (la Vieille-Montagne, dont la température n'excède jamais 8 degrés dans les plus grandes chaleurs) : précieuse ressource pour les pratiques hydrothérapiques, si importantes en médecine thermale...

Cinq sources minérales (*Marquise*, *Romains*, *Crevasse*, *Acacia* et *Grotte*), dont la thermalité, tiède, varie entre 23 et 31 degrés, fournissent, par vingt-quatre heures, un volume de près de 1,000 mètres cubes d'eau. Toutes les sources émergent, selon une ligne presque droite de 60 mètres environ, à une altitude de 272 mètres ; elles constituent, par leur teneur variée en principes minéralisateurs, une sorte de *gamme* thérapeutique, dont l'adaptation se fait aisément aux individualités morbides si variables, pour lesquelles notre station se trouve être indiquée. De plus, grâce à l'association du soufre et de l'arsenic, Saint-Honoré constitue un type particulier, unique en France, l'eau sulfo-arsenicale : cette association, qui explique l'étrange stabilité de ses effets physiologiques, et qui rend compte, jusqu'à un certain point, des guérisons inespérées qu'elle provoque, — cette association, disons-nous, ne se retrouve guère que dans l'eau reconstituante et stimulante de Hammam-Meskoutine, province de Constantine.

ANALYSE.

Faite en 1851 par M. Ossian Henry, puis, en 1880, par le regretté Personne, l'analyse a donné, pour les sources de la Crevasse et des Romains, les résultats suivants :

Eau : 1,000 grammes (source de la Crevasse).

Bicarbonate de chaux. . . . . }	0,098
— de magnésie. . . . . . . }	
— de soude et de potasse. . .	0,040
Silicate de potasse . . . . }	0,034
Silicate de soude. . . . . }	
Silicate d'alumine.	0,023
Sulfure alcalin.	0,003
Sulfate de soude.	0,132
— de chaux.	0,032
Chlorure de sodium.	0,300
— de potassium évalué	0,005
Iodure alcalin. . . . . }	traces.
Lithine.. . . . . }	
Oxyde de fer et matière organique . .	0,007
Manganèse	indices.
Matière organique.. . . . . }	indéterminé.
Glairine rudimentaire. . . . . . . }	

0,674

Gaz acide sulfhydrique libre.	0,070
— carbonique libre	1/9 du volume.
Gaz azote. . . . . }	indéterminé.
— trace d'oxygène. . . . . }	

OSSIAN HENRY.

Eau : 1,000 grammes.

	Source Crevasse.	Source des Romains.
Acide arsénique. .	0,0012	0,0007
Manganèse. . . .	0,0013	0,0005

PERSONNE.

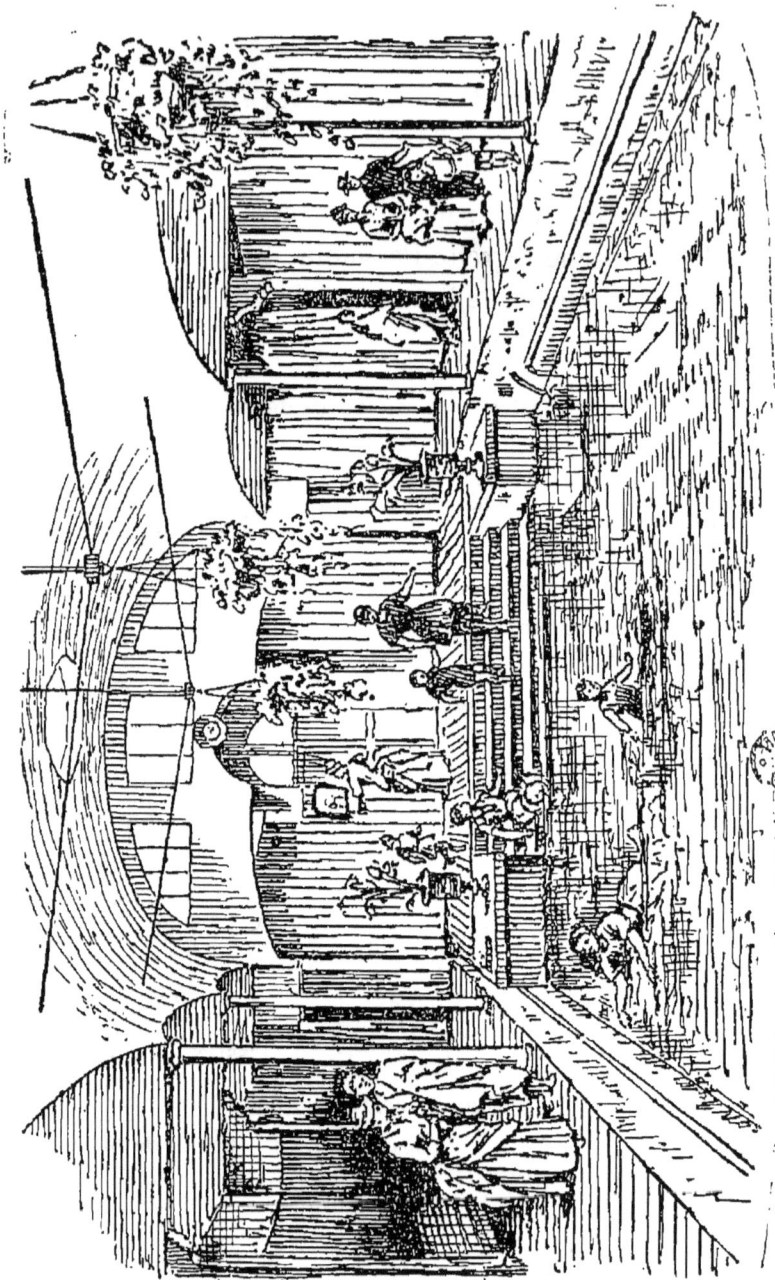

Piscine.

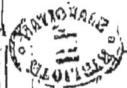

L'établissement, construit sur les sources mêmes, d'après les plans de l'ingénieur François, est distant de 4 à 500 mètres du bourg de Saint-Honoré. Il possède : plusieurs buvettes pour les sources ; deux vastes salles d'inhalation ; une salle de pulvérisations chaudes et froides ; une vaste piscine à eau courante, vraie rivière sulfureuse, à 31 degrés, dont l'eau est incessamment renouvelée, et où un grand nombre de baigneurs se livrent, simultanément, au salutaire exercice de la natation ; vingt-cinq cabinets de bains, comprenant vingt-cinq baignoires ; cinq cabinets avec bains et douches chaudes et froides ; un cabinet pour bain de siége froid et un pour bain de siége chaud ; un cabinet avec appareils perfectionnés pour douches ascendantes, injections et irrigations vagino-rectales, douches circulaires et périnéales ; quatre salles pour douches générales ; deux salles pour douches de pieds et de jambes ; deux salles pour bains de pieds ; un préau pour les gargarismes ; deux salles pour bains et douches de vapeur, etc., etc.

On voit que l'outillage est complet. Rien d'étonnant qu'à de pareilles armes, les maladies justiciables des eaux sulfo-arsenicales ne puissent longtemps résister (1).

---

(1) Par suite de l'augmentation annuelle des baigneurs, de nouvelles annexes sont en voie de construction au moment où nous publions ces lignes.

Les eaux minérales de Saint-Honoré sont limpides, incolores, transparentes, d'un goût alcales-
cent et onctueux, d'une odeur hépatique plus ou
moins marquée, selon la quantité des bulles d'acide
sulfhydrique libre qui la traversent. Des conferves,
appartenant au groupe des *sulfuraires*, et riches en
iode, prennent naissance aux griffons.

Grâce à sa précieuse thermalité, l'eau de Saint-
Honoré est utilisée en boisson, bains, inhalations,
gargarismes, etc. Elle se boit aisément et se digère
vite, en stimulant notablement l'appétit et régulari-
sant, d'une façon remarquable, le fonctionnement
de l'estomac et de l'intestin. Outre cette action
stomachique, signalée par tous les auteurs, il est
incontestable qu'elle pousse notablement à la sécrétion cutanée et à la diurèse : il n'est même pas rare
de constater l'issue de graviers, à la suite de son
ingestion, et l'excitation érythémateuse passagère
de l'épiderme qui reflète sur le tégument externe
l'activité des eaux. En bains, cette action sur la
peau se métamorphose en un pouvoir tonique du
meilleur aloi. En pulvérisations, inhalations, injections, gargarismes, etc., elle constitue une sorte de
pansement, qui modifie puissamment les états morbides chroniques des muqueuses, en détergeant
leurs produits catarrhaux et résolvant leurs lésions
inflammatoires.

A l'intérieur, Saint-Honoré est surtout utile aux
organismes affaiblis, torpides, lymphatiques. Son

action, doucement dépurative et antispasmodique, s'adresse principalement aux cachexies et à la misère physiologique. Elle convient peu aux sujets *éréthiques*, c'est-à-dire disposés aux congestions. On peut d'ailleurs, à l'exemple de l'éminent docteur Durand-Fardel, classer en trois groupes les indications particulières à ces eaux sulfureuses :

1° *Applications spéciales*, dues à la qualité chimique des eaux : dartres, herpès, catarrhes respiratoires et autres affections justiciables du soufre et de l'arsenic;

2° *Applications communes*, dues à la thermalité : arthritis, lymphatisme, scrofule, syphilis, chloro-anémie, etc...;

3° *Applications secondaires*, dues aux procédés balnéothérapiques : métrites, maladies d'estomac, maladies chirurgicales...

TRAITEMENT DES MALADIES
A SAINT-HONORÉ.

Nous allons passer rapidement en revue les principales applications thérapeutiques des eaux de Saint-Honoré.

MALADIES GÉNÉRALES. — Le triomphe thérapeutique de Saint-Honoré est dans la cure de certains états généraux graves de l'organisme, où les agents médicamenteux échouent d'ordinaire. Dans la *scrofule* et dans la *tuberculose*, notamment, si rebelles à la pharmacologie, Saint-Honoré opère de véritables miracles. Dans l'*herpétisme*, nous verrons tout à l'heure son action sur les manifestations cutanées : cette action est évidemment due à la modification radicale apportée dans l'organisme par une eau sulfo-arsenicale, sortie animée et vivante des entrailles de la terre. « La chimie de la nature, a écrit Bourdon, vaut bien mieux que celle du laboratoire. » La *diathèse arthritique*, surtout celle qui est marquée par des lésions rhumatismales chroniques et déformantes, par des névralgies intercostales rebelles, et principalement par ces douleurs lombo-abdominales, — dont l'existence de la femme est si souvent empoisonnée, — la diathèse arthritique, disons-nous, s'améliore aisément par une ou deux saisons à Saint-Honoré. La *syphilis*, le *rachitisme*, le *goître*, le *scorbut*, l'*anémie des pays chauds*, si ordinairement liée à l'*impaludisme*, trouvent également de fréquentes indications thérapeutiques dans l'eau thermale sulfo-arsenicale de la Nièvre. Enfin, les engorgements glandulaires du jeune âge et les empoisonnements métalliques, surtout ceux par le plomb et le mercure, guérissent, à Saint-Honoré, avec la plus surprenante facilité. Ces eaux éliminent, en effet, les métaux hors de l'organisme comme elles en éliminent les virus et tous les levains morbides.

MALADIES DES VOIES RESPIRATOIRES. — L'action générale tonique et reconstituante de Saint-Honoré explique, en partie, ses heureux effets dans les formes les plus graves de la *phthisie pulmonaire*. Mais, outre cette action générale, *totius substantiæ*, nos eaux possèdent une action élective, spécifique même, sur les vésicules pulmonaires. Elles augmentent la capacité respiratoire, modifient l'expectoration, diminuent l'oppression et l'anxiété des malades, et impriment, en un mot, à tout l'organisme un cachet de *réaction vitale* accentuée. Pour obtenir ces heureux effets, et arriver à la cure tant rêvée de la phthisie, il importe de recourir au traitement thermal chez des sujets peu excitables, indemnes d'hémorragies et de congestions pulmonaires. A cette seule condition on peut, *même dans la phthisie la plus avancée*, escompter les plus inappréciables résultats.

Dans les *catarrhes* chroniques de la trachée et des bronches, dans les dilatations bronchiques, l'emphysème et l'*asthme*, les effets curatifs de Saint-Honoré sont peut-être plus marqués encore. Sous l'influence de l'eau prise en boisson ou en inhalations, les muqueuses apparaissent bientôt comme réinflammées à l'état *subaigu* : l'expectoration, d'abord véhémentement sollicitée, diminue bientôt, par suite d'une action substitutive ou de révulsion. Les crachats perdent ensuite leur purulence et leur mauvaise odeur ; la respiration se fait

plus calme et plus libre, la circulation générale se
régularise; le rhythme cardio-pulmonaire redevient
normal. L'action sédative ou hyposthénisante est
créée...

Dans l'*angine glanduleuse*, si commune chez les
chanteurs, orateurs et chez tous ceux qui usent et
abusent de la parole (*clergyman's disease* des
Anglais), les eaux de Saint-Honoré agissent double-
ment : d'abord contre la diathèse arthritique, qui
en est la cause, et ensuite contre les lésions inflammatoires *chroniques* de la muqueuse de la gorge.
L'amélioration de toutes ces inflammations du
pharynx et de l'arrière-cavité des fosses nasales,
la guérison des états congestifs du larynx, surtout
chez les sujets lymphatiques, scrofuleux ou syphili-
tiques, sont (on peut le dire sans exagération) la
règle constante ; et les cas rebelles sont l'infime
exception. Dans les *laryngites* chroniques, les plus
habiles spécialistes apprécient la toute-puissance de
nos eaux nivernaises, et cela d'une manière pratique,
puisqu'ils envoient de préférence leurs malades
dans notre station. La *phthisie laryngée* elle-même
s'amende et peut guérir à Saint-Honoré lorsque,
toutefois, il n'y a ni ulcération avancée, ni œdème
de la glotte.

Pour en finir avec les maladies de l'arbre aérien,
ajoutons que les *pneumonies* chroniques et les
anciennes *pleurésies* sont parfaitement justiciables
de la cure hydriatique. Nos eaux ne sont-elles point,

d'ailleurs, par leur admirable composition, appro-
priées, au plus haut point, à la cure de toutes les
convalescences ? Cette catégorie de baigneurs est
celle qui ressent le mieux les bienfaits de notre
station : les propriétés chimiques (soufre et arsenic)
et physiques (thermalité modérée) rendent évidemment compte de cette action rapide de reconstitu-
tion, de revivification (si l'on peut dire) des organismes les plus tarés et les plus affaiblis.

MALADIES DE LA PEAU. — Dans toutes les affections
cutanées, l'usage de Saint-Honoré, *intus* et *extra*,
est puissamment utile. Les bains, d'abord, produi-
sent sur la peau une sensation de douceur inexpri-
mable, que les malades traduisent par la manifes-
tation reconnaissante d'un bien-être jusqu'alors
inconnu. L'action résolutive et détersive s'exerce,
ensuite, peu à peu, dans les *dartres* sèches, pity-
siasis, psoriasis, prurigo *ani* et *pudendi*, lichen,
ichthyose, etc., de même que dans les *dermatoses
humides*, *eczéma*, scrofulides, ecthyma, rupia, acné
et couperose, ainsi que dans certains *lupus* graves
et dans les nombreux et variés types d'*ulcères
rebelles* des jambes (plaies variqueuses et autres).

On ne peut se faire une idée du nombre d'eczé-
mateux radicalement guéris à la station de Saint-
Honoré-les-Bains : ce qui prouve évidemment la
prédilection de ces eaux pour tout ce qui ressortit à
l'arthritisme et à la scrofule, l'eczéma étant toujours
le dérivé d'une de ces deux diathèses.

MALADIES DES ENFANTS. — Aujourd'hui qu'il
s'opère, contre la balnéation maritime, la plus juste
des réactions, on peut voir, journellement, quels
services Saint-Honoré est capable de rendre, dans
la cure des *ostéites*, *caries*, *arthrites*, *trajets fistu-
leux* dus à des esquilles, *coxalgies*, *tumeurs blan-
ches*, adénites rebelles etc., et dans toutes ces
maladies infantiles interminables que la mer améliore parfois chez les scrofuleux, mais exaspère
habituellement chez les arthritiques. Or, l'arthritisme héréditaire, bien connu depuis les travaux de
Verneuil et de sir James Pajet, est plus fréquent et
plus fertile en lésions suppuratives, chez les enfants,
qu'on ne le supposait autrefois. Toutes les maladies
de faiblesse, toutes les convalescences et les débilités
qui succèdent communément aux graves *maladies
de l'enfance* : les amygdalites à répétition, les
adénômes du pharynx, les bronchites inexpugna-
bles, la coqueluche si rebelle, la tuberculose pulmô-
naire ou l'adénopathie bronchique, etc., etc. : tout
ce cortége d'affections, désolantes pour les parents,
s'évanouit après un mois de séjour à Saint-Honoré.
Non-seulement les enfants digèrent à merveille
une eau qui s'adapte aux besoins de leur délicate
organisation, mais encore ils en tirent de grands
avantages, en injections, dans les coryzas chroniques avec ozène, les écoulements purulents des
oreilles, etc., etc., ou bien en douches locales et
pulvérisations.

MALADIES DES FEMMES. — Dans les catarrhes chroniques de la *matrice*, les *érosions du col utérin*, les *métrites*, les ulcérations, dans la *leucorrhée*, dans la *stérilité* chez les femmes lymphatiques et chlorotiques, Saint-Honoré fait aussi des merveilles. Sous l'influence de ces eaux, les catarrhes utérins et vaginaux se guérissent, les *phlegmons péri-utérins* se résolvent, la *disposition aux fausses couches* disparaît et la conception devient possible. On voit donc que l'action de nos eaux nivernaises atteint la hauteur d'une véritable importance socio-logique !...

APPLICATION A LA CHIRURGIE. — Les eaux de Saint-Honoré sont, comme le disaient les anciens, « vulnéraires et fondantes ». Leur bonne influence s'exerce surtout dans les anciennes *blessures par armes à feu*, les *plaies* atoniques, les vieilles *fractures*, les *entorses* chroniques, les *luxations* mal réduites, les déformations *articulaires*, les *contractures* et les *atrophies* musculaires, et même certaines paralysies, dites *rhumatismales*, des membres, surtout lorsqu'elles sont bien localisées et déjà anciennes.

Dans tous ces *cas de chirurgie*, nos eaux agissent, comme toujours, de deux manières : en remontant l'économie tout entière et en exerçant sur les lésions une action locale, topique, élective.

4

LA CLINIQUE THERMALE A SAINT-HONORÉ.

QUELQUES OPINIONS SUR LA VALEUR DE LA STATION.

Nous venons de résumer aussi brièvement que possible les principales indications thérapeutiques de Saint-Honoré. Il nous reste, maintenant, à donner, sous forme d'extraits, les appréciations sur lesquelles peut s'établir l'opinion éclairée du praticien, et sur lesquelles nous nous sommes nous-mêmes appuyés pour écrire les lignes qui précèdent :

Le Dr PILLIEN (l'un des premiers médecins qui aient exercé dans la station) recommandait surtout les eaux de Saint-Honoré dans tous les cas d'affections de la peau à forme *squammeuse...*

Le Dr ALLARD leur reconnaît une action hyposthénisante et *sédative* des plus remarquables sur l'état général, en même temps qu'une action *spécifique* dans les catarrhes laryngo-bronchiques.

Le Dr Ern. BARRAULT : « La phthisie pulmonaire, principalement chez les strumeux, les *catarrhes scrofuleux des bronches* et du larynx : voilà les applications communes de Saint-Honoré... La *chlorose*, les douleurs et les *paralysies rhumatismales* y sont toujours heureusement influencées... »

Le Dr RACLE affirme que l'action de nos eaux se traduit immédiatement par la reprise des forces et un singulier état de *remontement* général, dont l'explication, dit-il, est à trouver. (Racle ignorait naturellement la récente découverte de l'arsenic dans l'eau de Saint-Honoré.)

Les professeurs SOUBEYRAN et ALIBERT insistent aussi sur cette action reconstituante, qu'ils considèrent comme inexplicable.

Le Dr THIBAULT (de la *Gazette médicale de Paris*) dit que nos eaux agissent même à domicile « pour combattre les *dermatoses* et les phlegmasies catarrhales, et, par l'élément arsenical, comme modificateur organique. »

Le Dr Paul LABARTHE : « Saint-Honoré est une station très-importante au point de vue de l'efficacité des eaux et au point de vue de sa situation au centre de la France, où elle est *la seule sulfureuse.* Aussi voit-elle augmenter chaque année le nombre des malades qui viennent lui demander l'amélioration ou la *guérison* de leurs maux. »

Le Dr Constantin JAMES : « Elles ont une efficacité réelle contre les maladies cutanées et en particulier contre l'*eczéma*, l'impétigo, le lichen. Elles conviennent aussi dans les leucorrhées et l'engorgement passif de l'utérus. Enfin, leur extrême *digestibilité* dissipe facilement les saburres des premières voies. »

Le Dr DARRALDE demande « pourquoi aller aux Pyrénées, puisque Saint-Honoré a toutes les propriétés des Eaux-Bonnes, et, selon tous les auteurs, possède dans les maladies de poitrine et la phthisie *une immense valeur médicinale ?* »

Le Dr Emile BÉGIN : « Transportée même, elle est souveraine dans les affections des bronches, qui coïncident d'une manière si intime avec les affections cutanées. Il suffit de la doser et de ne pas se laisser distraire dans son emploi par quelques phénomènes, tels que mouvement fébrile, agitation nocturne, chaleur et démangeaisons à la peau, toutes choses qui témoignent de l'*efficacité* du remède. » (*France médicale.*)

Le Dr E. BENOIST : « Saint-Honoré réussit dans toutes les manifestations du lymphatisme, depuis la simple anémie jusqu'à la scrofule prononcée : elle est le spécifique de tous les états caractérisés par la dépression des forces de la vie. » (*Union médicale.*)

Cette opinion était celle de l'illustre BAZIN, qui adressait à notre station tous les malades affaiblis.

Le Dr BERNARD : « De toutes les sulfureuses, ce sont celles qui conservent le mieux, loin de la source, l'intégrité absolue de leur composition. »

Le Dr BARDET : « Reconstituantes et stimulantes, elles sont, à la fois, sédatives du système nerveux. A dose élevée, elles irritent les muqueuses respiratoires, et les malades éprouvent parfois la grippe thermale... Chaque année, cette station voit croître sa clientèle de malades qui arrivent de toutes nos grandes villes... » etc...

Le Dr P. VERNON : « Cette belle station nivernaise, ce coin béni du Morvan, est appelé à être un *sanatorium* pour enfants. Il serait temps peut-être de réagir contre l'engouement exagéré de ceux qui ne rêvent que la médication marine, si souvent décevante, — alors que l'air des montagnes et *les thermes sulfo-arsenicaux de Saint-Honoré* possèdent, dans les cas de scrofulose les plus graves, l'action curative la plus indéniable !... » (*Revue de thérapeutique.*)

Le Dr SALES-GIRONS : « La température modérée des eaux de Saint-Honoré les recommande à la médecine, lorsqu'on sait que moins les eaux de cette espèce ont à se refroidir, moins elles sont susceptibles de décomposition, mieux *elles se conservent* en bouteilles, et mieux elles supportent le transport. »

Les maîtres les plus éminents de la Faculté de médecine, du corps médical des hôpitaux et des médecins de Paris ont, d'ailleurs, adopté la station et y envoient leurs malades tous les ans. Parmi eux, citons les professeurs Potain, G. Sée, Hardy, Brouardel, Damaschino, Jaccoud ; les docteurs Dujardin-Beaumetz, Fauvel, Huchard, Rigal, Blache, Campardon, Monin, Cadier, de Pietra-Santa, etc.

Le Dr FAUVEL, l'éminent spécialiste : « Quand vous avez affaire à un mauvais terrain constitutionnel, comme c'est souvent le cas dans les affections qui nous occupent, adressez-vous aux eaux de Saint-Honoré ; vous avez là un admirable médicament naturel qui, par sa composition si heureuse : soufre, arsenic, fer, manganèse, répond à toutes les indications. »

Le Dr CADIER.— Le distingué professeur de laryngologie dit : « Cette eau présente une minéralisation toute spéciale ; elle est sulfureuse et arsenicale, et est très-modérément excitante. Par sa composition et par ses propriétés, elle présente des indications mixtes, c'est-à-dire dans les cas où l'on rencontre des principes dartreux chez des individus qui sont en même temps un peu lymphatiques, car son degré de sulfuration, moins forte que les eaux des Pyrénées, et ses propriétés moins excitantes rendent ces eaux plus faciles à manier dans les cas de scrofule où l'on craint l'excitation trop forte de ces eaux sulfureuses.

» L'arsenic que contient ces eaux en rend également l'emploi très-avantageux dans les cas où l'on constate des manifestations eczémateuses chez des scrofuleux.

» Dans certaines angines scrofuleuses avec granulations volumineuses et exulcérations superficielles, ces eaux donnent de bons résultats.

» Dans la phthisie laryngée, les eaux de Saint-Honoré peuvent rendre de grands services au début, lorsqu'on se trouve en présence de sujets scrofuleux à forme torpide.

» Comme caractéristique de Saint-Honoré, je conseillerais cette station dans les cas de laryngite à forme torpide, mais cependant assez excitable encore pour que l'on puisse craindre une poussée trop active des eaux sulfureuses des Pyrénées. » (*Cours professé à l'École pratique de la Faculté de médecine de Paris.*)

Le Dr GARRIGOU-DESARÈNES, professeur de clinique des maladies des oreilles et du nez, s'exprime ainsi : « Après avoir décrit les différentes causes des écoulements de l'oreille, leur fréquence chez les personnes un peu lymphatiques ou eczémateuses, après avoir indiqué les traitements locaux auxquels nous donnons la préférence, nous avons souvent recours aussi à l'emploi des eaux minérales. Il est des cas où, parmi celles-ci, les sources de Saint-Honoré donnent de très-bons résultats, expliqués par leur composition (oxyde de fer, arsenic, manganèse et acide sulfhydrique). Chez les malades lymphatiques, avec des manifestations eczémateuses subaiguës du côté des conduits auditifs ou du nez, leur action thérapeutique se manifeste sans amener des poussées trop violentes.

» Dans le catarrhe chronique naso-pharyngien, le lavage des fosses nasales à l'aide du syphon avec l'eau de Saint-Honoré, l'emploi de cette eau en boisson, sont souvent indiqués avec le traitement si puissant par la galvano-caustique chimique. » (*Conférences cliniques, 1886.*)

Le Dr CAMPARDON, le regretté thérapeutiste : « Leur situation au centre de la France rend ces eaux très-précieuses. Leur faible sulfuration les rend très-utiles dans les affections du larynx, des bronches à forme éréthique. Si, au début, elles sont excitantes, les chlorures de sodium et de potassium qu'elles renferment les rendent, au bout d'un certain temps de leur emploi, éminemment *reconstituantes;* ces chlorures agissent de concert avec les silicates de potasse, de soude et de chaux, pour en faire un médicament définitivement sédatif des affections de poitrine, du larynx et de rhumatisme.»

Le Dr Jules SIMON, médecin de l'hôpital des Enfants-Malades : « Les eaux de Saint-Honoré (Nièvre) ne dépassent pas 27° à 31° ; elles possèdent, outre le soufre, de l'arsenic et du fer. Leurs propriétés, comparables à leurs congénères *des Pyrénées*, les rendent utiles dans les affections strumeuses et dartreuses réunies. Comme à Cauterets, la scrofule des voies aériennes y est traitée avec avantage. Ainsi, au centre de la France, sans un déplacement onéreux pour certaines familles de nos régions, vous trouverez des eaux sulfureuses arsenicales, que les enfants lymphatiques, scrofuleux et même dartreux

supporteront à merveille. et dont ils tireront profit
dans les affections des muqueuses et de la peau
(coryza, pharyngite chronique simple, granuleuse,
amygdalite, laryngite, trachéo-bronchite chronique,
scrofulides et herpétisme).

» Saint-Honoré m'a souvent rendu de grands
services dans les circonstances précitées, et je
m'empresse de vous recommander cette station
minérale, si rapprochée de nous. » (*Conférences
thérapeutiques*) (1).

L'ACTION INTIME DE SAINT-HONORÉ.

EMBOUTEILLAGE ET TRANSPORT DES EAUX.

La découverte si importante de l'arsenic dans les
eaux de Saint-Honoré a expliqué la vieille renommée
de ces thermes et comblé les *desiderata* qu'expri-

(1) On remarquera que nous n'avons point, au cours
des précédentes citations, donné les opinions des médecins consultant actuellement à notre station. Cette omis-
sion a été faite à dessein, parce qu'elle permet (à l'aide
de l'*Index bibliographique* figurant à la fin de cette
notice) les recherches les plus capables d'éclairer la
religion du praticien, si communément surprise par les
artifices variés de la réclame...

Les travaux scientifiques du corps médical de Saint-
Honoré sont, d'ailleurs, trop nombreux et importants,
pour n'avoir droit qu'à une analyse sèche et forcément
incomplète.

maient O. Henry, Racle, Allard, Bazin, etc., et tous les anciens observateurs, qui trouvaient (en dehors d'un principe sulfureux comparable à celui des eaux pyrénéennes) un *quid ignotum* rapprochant l'action de Saint-Honoré de celles de La Bourboule et des eaux auvergnates. Nous ne voulons pas entrer ici dans les détails techniques de la discussion chimique, persuadé que nous sommes, du reste, que la chimie n'explique jamais entièrement l'action des sources thermales sur l'organisme, l'analyse ne nous montrant guère (ainsi qu'on l'a justement dit) que le cadavre de ces médicaments sortis vivants du mystérieux laboratoire de la nature.

Il est aujourd'hui à peu près établi que Saint-Honoré renferme, par litre, PLUSIEURS MILLI-GRAMMES D'ARSÉNIATE DE FER, SOLUBILISÉ DANS L'EAU, GRACE A L'HYDROGÈNE SULFURÉ.

Quoi d'étonnant que nos eaux agissent comme médicament d'épargne, reconstituant le globule sanguin altéré, et tonifiant l'économie tout entière? Quoi d'étonnant que Saint-Honoré développe l'appétit, modère les combustions, répare les lésions, stimule la nutrition, favorise les fonctions de la peau et du poumon, guérisse les maladies cutanées et respiratoires? La découverte moderne de l'arsenic explique ainsi l'action intime de nos eaux, si longtemps méconnue dans son essence. Mais Saint-Honoré est non-seulement une eau *sulfo-arsenicale,* c'est-à-dire unique en son genre (puisque Hammam-

Meskoutine seule s'en rapproche, dans le monde entier); c'est, on peut le dire, un *médicament* COM-PLEXE. Reportez, chers lecteurs, vos yeux sur l'analyse que nous vous avons donnée précédemment, et qui a été refaite, à diverses époques, avec le plus grand soin.

Outre l'arsenic et le soufre, vous voyez la richesse de nos eaux en *bicarbonates, silicates, iodures, lithine, fer, manganèse.* Aussi l'Assistance publique a-t-elle, depuis longtemps, admis Saint-Honoré au nombre des eaux à fournir dans les hôpitaux, l'expérience ayant d'ailleurs pleinement démontré qu'elles supportent admirablement l'embouteillage et même l'action de l'air.

A la source, ce travail d'embouteillage est fait, d'ailleurs, avec une extrême habileté, et une quantité considérable de bouteilles est expédiée, tous les ans, au loin, sans aucune altération possible. On a débouché, après dix-huit mois, des bouteilles de Saint-Honoré ; *elles n'avaient rien perdu ni de leur composition ni de leur sulfuration.* Limpides et assez agréables à boire, malgré une saveur un peu hépatique, ces eaux, transportées, conservent leurs propriétés apéritives et digestives si remarquables. Les praticiens les conseillent volontiers, pures ou coupées, dans l'*asthénie* et les *maladies générales* cachectisantes, dans le *diabète* ancien, le *rhumatisme* chronique, la *scrofule*, l'*anémie*, la *syphilis*, la *diathèse herpétique* ou *eczémateuse*, et dans toutes les *maladies des voies respiratoires en général*.

Prises habituellement, elles ne tardent pas à exciter puissamment les forces vitales. Elles ont surtout la curieuse propriété de solliciter (plus encore peut-être qu'à la source) la sécrétion urinaire. On voit souvent les malades, sous cette influence, rendre de petits graviers qui obstruaient leurs reins. L'eau de Saint-Honoré transportée est fort utile dans la chlorose; elle enraye les symptômes de cette *cachexia virginum* et fortifie l'estomac, toujours affaibli dans les *pâles couleurs*. Elle constitue, du reste, une manière fort utile d'administrer le fer aux sujets qui tolèrent mal les préparations martiales. Reconstituantes, à cause de leur minéralisation riche et variée, les eaux de Saint-Honoré conviennent donc admirablement, transportées, à tous les sujets *lymphatiques*, aux *convalescents*, aux individus *affaiblis* par des maladies graves ou par des excès de diverses natures. Chez la jeune fille, contre la pâle chlorose et les irrégularités menstruelles; chez la jeune femme, aux suites pénibles des couches, pour réparer les forces et favoriser l'*involution utérine*; pour restaurer la circulation, rétablir les sécrétions, réinstaller définitivement la vigueur physiologique chez les convalescents; rien n'est plus favorable que la cure de Saint-Honoré à domicile. Inutile d'ajouter qu'elle prépare la *vraie saison aux sources* et qu'elle

permet, loin de la station, de poursuivre un traitement hydrominéral commencé. Tout cela s'explique
par ce que nous avons dit de Saint-Honoré et surtout
par la composition *exceptionnelle* de ces eaux si
remarquables.

Dans les *maladies respiratoires*, les médecins
conseillent de boire l'eau transportée, mêlée à des
sirops calmants ou à des infusions béchiques bouil-
lantes. Il est toujours bon, en effet, de tiédir l'eau,
pour la rapprocher de sa température originelle, et
la rendre plus animée, *plus vivante*, pour ainsi
dire, ce qui ajoute évidemment à son *action dyna-
mique* intime (1).

LES EXCURSIONS A SAINT-HONORÉ.

On peut se rendre de Paris à Saint-Honoré par
deux voies différentes : le chemin de fer du Bourbonnais et le chemin de fer de la Bourgogne, qui
tous les deux ont la même gare : celle de Paris-
Lyon-Méditerranée, boulevard Mazas.

En prenant la ligne de la Bourgogne et passant
par Laroche, Auxerre et Clamecy, il faut prendre

---

(1) On prépare également un *sucre d'orge* fort agréable,
confectionné à l'aide de l'eau de Saint-Honoré.

le train de 9 h. 55 du soir, en ayant le soin de monter dans le wagon à destination de Vandenesse-Saint-Honorè, afin de n'avoir pas à changer de train pendant la route.

(On peut prendre le train de 8 h. 27 du matin, par le Bourbonnais et en passant par Nevers arriver à Vandenesse-Saint-Honoré à 5 h. 17.)

Après avoir traversé avec le chemin de fer du Bourbonnais une grande partie de la forêt de Fontainebleau, on aperçoit en passant Montargis, Gien, Cosne, la vieille ville de La Charité, Fourchambault et Nevers.

Nevers, la capitale de l'ancien Nivernais et le chef-lieu du département de la Nièvre, mérite qu'on s'y arrête pour la visiter. C'est une ville de 25,000 âmes, commerçante et industrielle, où se trouvent beaucoup d'établissements métallurgiques. Elle est située au confluent de la Nièvre et de la Loire, sur la rive droite de cette rivière, où ses maisons s'élèvent en amphithéâtre. Elle renferme plusieurs monuments intéressants : sa cathédrale, l'église romane de Saint-Etienne, et d'autres non moins curieuses ; le château ducal, très-jolie construction de la fin du quinzième siècle, bâti par la famille de Clèves et où siége aujourd'hui le tribunal ; la porte de Paris, la porte du Croux, remarquable spécimen de l'architecture militaire du seizième siècle. Elle possède deux musées, une bibliothèque, différentes fabriques de céramique : les anciennes faïences de Nevers sont célèbres et très-recherchées. Nevers est enfin la patrie du poète Adam Billault.

Dans les environs de Nevers se trouve le magnifique établissement des forges de Guérigny, ainsi que les forges d'Imphy et divers autres fourneaux d'une haute importance.

A Nevers, on prend pour se rendre à Saint-Honoré la ligne de Chagny, et on arrive à Vandenesse-Saint-Honoré, où des omnibus attendent les voyageurs à chaque train.

Du chemin de fer, on a pu apercevoir DECIZE, vieille ville qui a joué un certain rôle dans l'histoire des Eduens, et où est né Guy-Coquille, un des grands jurisconsultes du seizième siècle. En 1849, Decize lui a élevé une statue. Cette ville et ses environs (La Machine) possèdent d'importantes usines métallurgiques.

On aperçoit également, après Decize, la vieille tour de Cercy, située sur la route de Nevers à Chagny, à la bifurcation de celle qui conduit à Vandenesse-Saint-Honoré, et avant la station de Rémilly.

Si l'on prend, à Nevers, son billet directement pour Rémilly, on ne change pas de voiture et l'on trouve encore, dans cette localité, des omnibus pour Saint-Honoré-les-Bains.

Si la station de Vandenesse est à la fois le point d'arrivée des voyageurs qui se rendent à Saint-Honoré en venant de Paris par la ligne du Bourbonnais ou par la ligne de la Bourgogne, en passant par Auxerre et Clamecy, celle de Rémilly est le point d'arrivée des voyageurs qui se rendent à ces mêmes bains, en venant de Dijon et de l'Est ou de Lyon et du Midi.

A Rémilly, un omnibus dessert le train arrivant de Chagny à 2 heures 36 du soir, et même les trains de Nevers, comme je l'ai dit.

Pour éviter les encombrements et les désagréments nombreux qui résultent d'un grand nombre de baigneurs en juillet et août, nous conseillons aux vrais malades de prendre de préférence leur saison thermale à Saint-Honoré pendant le mois de juin ou après le 20 août.

Saint-Honoré possède un bureau de poste, une station télégraphique, des maisons de commerce en tous genres et fort bien fournies. Depuis quelque temps déjà, le modeste village a fait place à une charmante petite ville, et le quartier des Thermes en est comme l'élégant faubourg.

Enfin le séjour, comparativement à celui des établissements similaires d'Enghien ou des Pyrénées, *coûte deux tiers en moins.*

La saison de l'établissement thermal commence le 15 mai et dure jusqu'au 30 septembre.

Nous citerons, parmi les sites les plus enchanteurs de cet admirable pays, le château de la Montagne, habité par M. le général marquis d'Espeuilles : Saint-Honoré lui doit, ainsi qu'à son frère,

M. le comte d'Espeuilles, sa prospérité et son relief.
Tous les deux continuent et complètent l'œuvre
commencée par leur père.

On arrive au château de la Montagne, demeure
seigneuriale très-importante et remarquable par sa
disposition intérieure, par le bois du Deffand, dont
les arbres séculaires s'écartent, en maints endroits,
pour livrer de fraîches allées vertes aux promeneurs.
Il faut un quart d'heure de marche de l'établissement au château.

POTERIE. — On doit visiter aussi la poterie,
proche du château. La fabrication embrasse toutes
les branches de l'art céramique, depuis les vases
les plus modestes jusqu'aux échantillons les plus
artistiques de la vieille industrie nivernaise.

L'ÉTANG DU SEU, au milieu d'un paysage extrême-
ment gracieux et riant.

LA VIEILLE-MONTAGNE. — Le sentier pour y
arriver est âpre, mais on est largement récompensé
par le panorama varié et étendu qui s'offre à la vue.

LE DÉSERT, qui mériterait plutôt d'être appelé
« oasis ».

Plus loin, MOULINS-ENGILBERT montre aux visi-
teurs les vestiges de son vieux château-fort, la très-
ancienne et assez curieuse église de Commagny, et
plusieurs vieux hôtels, parmi lesquels se distingue
celui de M. Paul de La Chaumelle.

5

CHATEAU-CHINON, originalement perché, déroule, du haut de sa butte, la vue magnifique de la vallée de l'Yonne.

LE BEUVRAY, sur le large plateau duquel était bâtie, autrefois, l'ancienne Bibracte. Les fouilles récentes qui y ont été faites ont reconstitué, d'une façon merveilleuse, toute la chaîne des habitants qui se sont succédé, tous les monuments de l'ancienne et célèbre cité. Aujourd'hui la science archéologique s'est emparée du Beuvray pour en arracher, par ses travaux, les œuvres des siècles écoulés.

Une *foire*, « la plus ancienne de France », se tient au Beuvray le premier mercredi de mai. Ce jour-là, les échos silencieux de la montagne retentissent de joyeux accords. Dès le matin des chars enrubannés gravissent les sentiers ardus, amenant joyeuse compagnie. On visite la chapelle de Saint-Martin, le grand catéchiste des Gaules, la maison de M. Buliot, l'érudit archéologue d'Autun, etc.

Après un copieux déjeûner sur l'herbe, a lieu le bal champêtre, avec la musette et le hautbois, dont les sons criards effarouchent les merles qui s'enfuient à tire-d'aile, étonnés de la concurrence et furieux que l'on vienne troubler ainsi leur tranquillité quotidienne.

Un panorama merveilleux se découvre du haut des 810 mètres du mont Beuvray; son étendue est sans limite, rien n'arrête le regard, qui plonge au-delà

des monts d'Auvergne. Toutes les chaînes des monts
du Morvan et celles des monts du Forez se déta-
chent, en ondes mouvementées, sous ces pics aigus
et ces sommets saillants qui écrasent le reste. Ce
spectacle est peut-être unique en France, et bien
des gens cherchent à l'étranger, à grands frais, des
impressions assurément inférieures à celles-là.

La station n'est qu'à deux heures du chemin de
fer du Creusot, grand centre industriel, dont les
usines président à de si importants travaux. Elles
donnent, le soir, le spectacle le plus terrible et le
plus inattendu. On croirait qu'une armée ennemie
a mis le pays à sac et allumé, de toute part, un
formidable incendie. Ce spectacle de guerre est
donné par la paix ; cette copie effroyable de la
dévastation est faite par l'industrie. Vous avez tout
simplement devant les yeux les hauts-fourneaux de
M. Schneider.

Prieuré de Mazilles. — Chez nous, tout établissement qui remonte à quelques siècles est inva-
riablement assis sur des fondations gallo-romaines ;
le prieuré de Mazilles et une grande partie du
village se trouvent dans ces conditions. Naguère
encore on y découvrit un four à chaux tout chargé,
et dans l'intérieur des ossements humains, ceux du
chaufournier peut-être, avec une médaille d'argent
de Valentinien Ier.

Une statue de pierre représentant saint Germain

existait d'ancienneté au-dessus du portail de l'église ; tout naturellement, en 1793, elle fut reléguée dans une étable à porcs. Le troupeau se montrait-il indocile, le pâtre en rendait le saint responsable, le menaçant irrévérencieusement d'une volée de bois vert. Or, il arriva qu'au temps de la glandée, les porcs s'étant échappés, le gardien eut mille peines à les rejoindre ; au retour, maussade, rompu de fatigue et trempé jusqu'aux os, il s'en prit tout de bon à la statue qu'il chargea de coups. Mal en advint : dans la nuit même, les jambes du mécréant se tordirent, et jusqu'à sa mort il demeura contrefait. La leçon a porté ses fruits ; on invoque toujours saint Germain, mais personne ne s'avise plus de le battre. Le prieuré est actuellement habité par M. le baron d'Espiard, qui l'a restauré avec l'amour du propriétaire et le respect de l'archéologue ; il y conserve une précieuse collection de médailles, de pierres gravées antiques, fruit de trente années de fouilles intelligentes dans les ruines du vieil Autun.

VILLAGE DÉTRUIT DE FRÉQUI. — Près du vieux chemin de Mazilles à Cercy-la-Tour s'étendent de vastes terrains appelés *champs de Fréqui* : la tradition y place une ancienne ville.

Durant les avents de Noël, les villageois n'aiment point à passer de nuit sur ce chemin ; il n'est pas absolument rare d'y rencontrer un grand carrosse, attelé de chevaux noirs aux naseaux enflammés, qui, débouchant de Fréqui, vient à grand fracas se précipiter et disparaître dans les eaux profondes de la rivière d'Aron.

LA BUSSIÈRE. — Ce castel, reconstruit au quinzième siècle, est défendu des vents d'ouest et du nord par la Brosse-du-Bouquet et par la Vieille-Montagne ; situé à 375 mètres d'altitude, il occupe la plus gracieuse position qui se puisse rêver.

Au premier plan, à l'est, des bosquets de futaie servent de repoussoirs au paysage que dominent de leurs masses sombres Thouleurs et le Beuvray ; du sud à l'ouest, l'œil se fatigue avant d'atteindre aux limites de l'horizon.

On ne saurait visiter ce site charmant sans l'aimer ; en le quittant, on souhaite de le revoir encore.

INDEX BIBLIOGRAPHIQUE.

1. — PARTIE HISTORIQUE.

BERTHAUD (Léonard). — AYMOIN, *Née de La Rochelle.* — GUY-COQUILLE. — Histoire du Nivernais.

CAZIOT, curé de Saint-Honoré. Ses *Notes* ont été publiées par M. GUENEAU dans le *Journal de la Nièvre.*

BAUDIAU (l'abbé). — Le Morvand.

BULLIOT. — Mémoires de la Société Eduenne.

— Essai sur le système défensif des Romains dans le pays Eduen.

1853. AVRIL (J.-B.). — Annales des actes et délibérations du Conseil général de la Nièvre, de 1787 à 1853 (t. II, pages 178 et suivantes).

1865. COLLIN (E.) et CHARLEUF. — Guide médical et pittoresque à Saint-Honoré.

1873. BOGROS (D'). — A travers le Morvan.

GUÉNEAU. — Saint-Honoré-les-Bains. Notice historique.

1883. BINET. — Saint-Honoré-les-Bains. Guide descriptif, naturaliste et médical.

1887. COLLIN (Henry). Etudes archéologiques sur Saint-Honoré et ses environs. 1er mémoire. La butte du Puits-des-Bois d'Arcis.

1888. — Guide pittoresque et médical à Saint-Honoré. Illustrations de Stop et Riou. (*Paris.*) Lecène et Oudin.

2. — PARTIE MÉDICALE (1).

1814. BACON-TACON. — Observation sur la nature et les heureux effets des eaux thermales de Saint-Honoré-les-Bains (Nièvre). (*Lyon.*)

---

(1) Dans cet index bibliographique ne sont pas compris les différents articles publiés dans les journaux de médecine par MM. Racle, Allard, Collin, etc.

1817. Pillien. — Essai topographique, etc., sur les eaux de Saint-Honoré. (*Auxerre.*)

1852. Ossian (Henry). — Eau minérale sulfureuse et thermale de Saint-Honoré-les-Bains.

1859. Allard. — Les eaux thermales et sulfureuses de Saint-Honoré. (*Strasbourg.*)

— Note sur l'aménagement des eaux et des vapeurs sulfureuses à Saint-Honoré.

— Du traitement de la scrofule par les eaux sulfureuses. (*Annales de la Société d'hydrologie*, t. V.)

— Des eaux sulfurées thermales de Saint-Honoré. (*Gazette des Eaux.*)

— Notice sur les eaux sulfureuses thermales de Saint-Honoré.

— Eaux de Saint-Honoré. Esquisse d'une monographie. (*Revue d'hydrologie médicale*, 1re année, pages 60 et suivantes.)

— Considérations sur le traitement thermal des affections pulmonaires. (*Annales de la Société d'hydrologie*, t. III.)

1860. — Le rhumatisme à Saint-Honoré. (*Annales de la Société d'hydrologie*, t. VII.)

1861. — Essai sur l'arthritis des viscères. (*Annales de la Société d'hydrologie*, t. VII.)

1864. Collin (E.). — Du traitement des affections pulmonaires par les inhalations de Saint-Honoré. (*Annales de la Société d'hydrologie.*)

1870. Collin (E.). — De quelques améliorations apportées à l'établissement thermal de Saint-Honoré et d'un nouveau mode d'embouteillage des eaux sulfureuses. (*Paris.*)

1872. — Saint-Honoré-les-Bains. Eaux sulfurées sodiques.

1874. — Etude sur l'hérédité de la syphilis. (*Lyon.*)

— Du diagnostic de la congestion pulmonaire de nature arthritique, et de son traitement par les eaux de Saint-Honoré.

1876. ODIN et COTTON. — L'arsenic dans les eaux sulfureuses de Saint-Honoré. (*Mémoire de priorité
présenté à l'Académie de médecine.*)

1877. COLLIN (E.). — Etudes médicales sur Saint-Honoré.

1879. BREUILLARD. — Les eaux thermales de Saint-Honoré-
les-Bains. Etude médicale.

1880. COLLIN (E.). — La goutte et le rhumatisme. (*Annales
de la Société d'hydrologie.*)

ODIN. — Note sur le dosage de l'arsenic dans les
eaux de Saint-Honoré. (*Lyon-médical, Courrier
médical.*)

1881. BINET. — Etude clinique et climatologique sur
Saint-Honoré-les-Bains.

1883. COLLIN (E.). — Du diagnostic des affections pulmonaires de nature arthritique.

ODIN. — De la solubilité de l'arséniate de fer dans
les eaux de Saint-Honoré. (*Mémoire lu à l'Académie de médecine, Lyon-médical.*)

1885. COLLIN (E.). — Etude pour servir au diagnostic de
l'herpétisme. (*Annales de la Société d'hydrologie.*)

ODIN. — Les eaux de Saint-Honoré. (Guide médical
aux villes d'eaux du docteur Macé.)

BINET. — Influence des eaux de Saint-Honoré sur
la capacité vitale et la sécrétion urinaire. 1er mémoire. Lu à l'Académie de médecine.

COLLIN (Henry). — Etude historique et médicale sur
les eaux de Saint-Honoré-les-Bains. (Thèse
récompensée par la Faculté de médecine.)

COMOY. — Notice sur les eaux thermales de Saint-
Honoré.

1886. BREUILLARD. — Note sur l'inhalation à Saint-Honoré-
les-Bains. Lechevallier, Paris.

COLLIN (Henry). — Etude médicale sur les eaux de
Saint-Honoré-les-Bains. (*Paris.*)

1887. BINET. — Des indications thérapeutiques des eaux
de Saint-Honoré.

—   Influence des eaux de Saint-Honoré sur
la sécrétion urinaire. 2e mémoire.
Asthme et urticaire.

ODIN. — Notice sur l'origine géologique des eaux
de Saint-Honoré. Imprimerie Chaix.

Collin (E.). — Etude sur la congestion pulmonaire chez les arthritiques, les herpétiques et les scrofuleux. (*Paris.*)

Collin (Henry). — Etudes thérapeutiques sur les eaux de Saint-Honoré. 1er mémoire. Syphilis et eaux sulfureuses.

1888. Odin. — Notice sur les eaux de Saint-Honoré. (*Nevers.*) Imprimerie Mazeron frères.

Breuillard. — Atmiatric ou inhalation médicamenteuse et gazeuse. (*Annales de la Société d'hydrologie*, t. XXXIII.)

Collin (E.). — Rapport sur les eaux de Saint-Honoré-les-Bains (Nièvre). Médaille d'or de l'Académie de médecine de Paris. (*Paris.*)

Comoy. — Guide. Album illustré par M. Bajot.

Breuillard. — Du massage pneumatique. Masson. (*Paris.*)

Binet. — Sur un nouveau spiromètre.

RENSEIGNEMENTS PRATIQUES POUR LES BAIGNEURS.

BOISSON.

Abonnement obligatoire pour les personnes qui font usage de l'eau minérale en boisson.

BOISSON ET GARGARISME.

Quelle que soit la durée du traitement, par personne. . . . . 10f »

Pour une famille composée de plus de quatre personnes en traitement et quel qu'en soit le nombre . . . . 40 »

La carte d'abonnement est personnelle et doit être présentée à toute réquisition des employés.

La bouteille ou carafe, droit de remplissage (sans le verre). . . . . » 50

BAINS.

Nº 1. Bains ordinaires :

De 5 heures à 7 heures du matin. .	1	25
De 7 heures à 11 heures du matin. .	1	75
De 2 heures à 3 heures du soir. . .	1	25
De 3 heures à 6 heures du soir. . .	1	75
2. Bains avec grande douche.	2	50
3. Bain de vapeur.	2	»
4. Bain de pieds.	»	50
5. Bain de siége à eau courante. . . .	1	50
6. Bain de faveur.	»	75
7. Bain de piscine.	1	»

DOUCHES.

N° 1. Douche locale mobile prise avec le bain. »f 50
  2. Douche ordinaire de 5 minutes . . . 1 50
  3. Douche ordinaire de plus de 5 minutes. 2 »
  4. Douche écossaise. 1 75
  5. Douche de vapeur. . . . . 2 »

NOTA. — En aucun cas la douche ne devra dépasser un quart d'heure.

N° 6. Douche froide (hydrothérapie). . . . 1 »
  7. Douche de pieds. . . . . » 75
  8. Douche ascendante . . . . 1 »

SALLES D'INHALATION.

MATIN.

De 5 heures à 8 heures et demie . . . . . 1 »
De 8 heures et demie à 9 heures et demie. . 1 25
De 9 heures et demie à 11 heures. . . . . 1 »

SOIR.

De 2 heures à 3 heures et demie . . . . . 1 »
De 3 heures et demie à 4 heures et demie. . 1 25
De 4 heures et demie à 6 heures . . . . . 1 »

SALLE DE PULVÉRISATION.

Pour une séance de 20 minutes (l'eau chauffée ou à la température normale). 1 50

LINGE.

N° 1. Un peignoir. . . . . » 20
  2. Une serviette. . . . . » 10
  3. Une serviette-éponge. . . . . . » 15
  4. Une couverture de laine pour une saison. 5 »
  5. Un peignoir de laine pour une saison. . 5 »

CHAISE A PORTEUR.

Service des hôtels de l'établissement (aller et retour). : . : 1f 20
Pour toute autre destination. 2 30

Nota. — On ne porte pas au bourg.

CHAISE ROULANTE.

Service des deux hôtels (aller et retour). . . » 60
Pour toute autre destination. . ' 1 10
Pour le service du bourg (aller et retour). . 1 75
Pour une heure. . . . '. 2 30

Nota. — Les cartes une fois délivrées on n'en rembourse pas la valeur.

Toute personne qui, pendant la saison, emportera ou se fera adresser une caisse d'eau, ne la payera par exception que 50 centimes la bouteille.

ABONNEMENT.

Abonnement pour une personne et pour une saison de la station de 21 jours consécutifs : 90 fr.

Nota. — Sur une ordonnance d'un médecin de la station, la durée du traitement pourra être portée à 30 jours.

L'abonnement donne droit à tous les traitements ;
A deux peignoirs et deux serviettes pour un bain ;
A deux serviettes pour une douche de pieds ;
A une serviette pour la pulvérisation.

La carte d'abonnement est personnelle et doit être présentée pour obtenir le traitement ; elle doit en outre être signée de l'abonné et du Directeur.

Cette carte ne sera pas reprise par l'Administration et ne pourra être cédée.

Dans cet abonnement, le prix des chaises à porteurs et des chaises roulantes n'est pas compris.

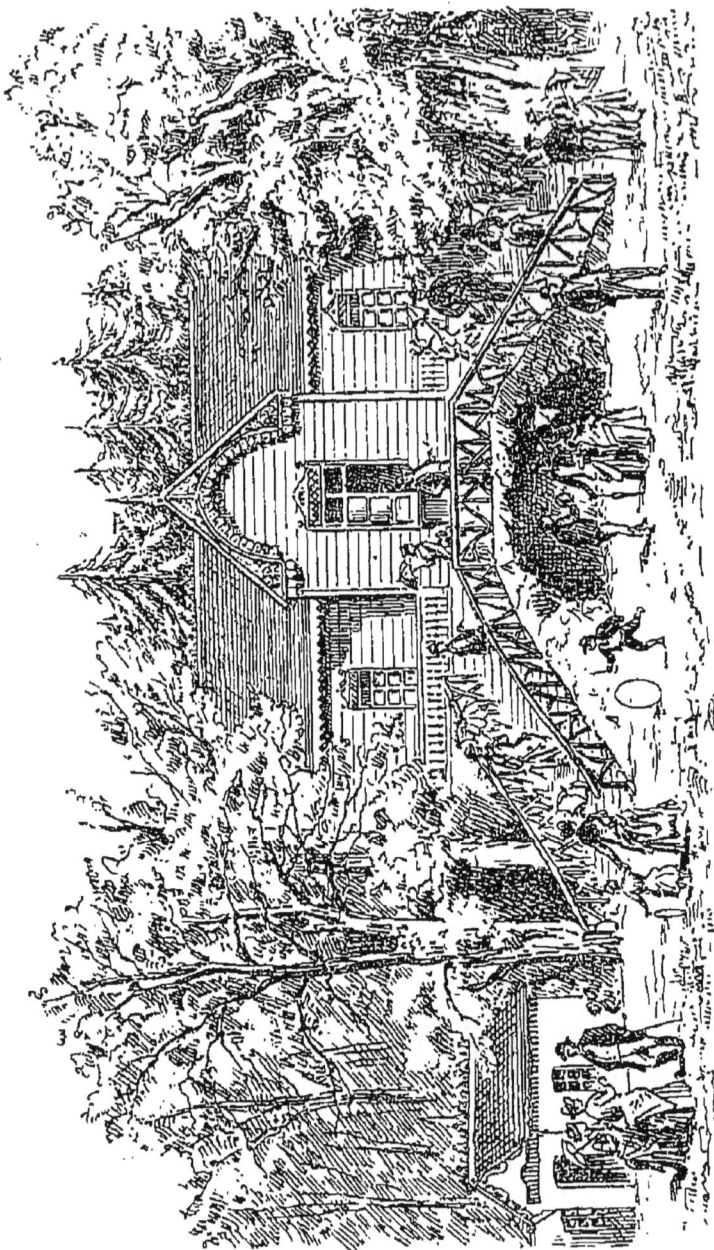

Casino.

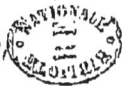

CASINO.

*Conditions d'abonnement donnant droit aux soirées musi-
cales ou dansantes et aux représentations théâtrales.*

	Du 15 mai au 15 juin et en septembre.	Du 15 juin au 31 août
PAR ABONNEMENT :		
Pour une personne et pendant 25 jours consécutifs.	10ᶠ »	20ᶠ »
Pour deux personnes de la même famille.	15 »	30 »
Pour trois personnes de la même famille.	20 »	40 »
Pour une famille de quatre à six personnes.	40 »	50 »
POUR LES PERSONNES NON ABONNÉES :		
Par personne et par jour . . .	3 »	3 »
En plus pour la location de la place.	» 25	» 25
Pour une bonne ou domestique accompagnant un enfant. . . .	1 »	1 »

Nota. — Les cartes d'abonnement pour le Casino sont
personnelles et doivent être présentées à toutes demandes
des agents du Casino.

La Direction pourra, une fois par semaine, disposer soit
d'une matinée, soit d'une soirée pour un concert, pour un

bal d'enfants, ou une représentation en faveur de tel artiste qu'elle croira convenable d'admettre, et, dans ce cas, toute entrée sera payante.

Le salon du Casino sera fermé tous les soirs, à onze heures, et les jours de bal, à minuit. — Le Casino et ses dépendances sont exclusivement réservés aux baigneurs.

Les Abonnements, les Billets, ainsi que la Location des Places, se prennent au Café du Casino.

EXPÉDITION DES EAUX.

L'expédition des eaux se fait par caisse de 20, 30, 40, 50 bouteilles ou quart de bouteille et en *vrac*.

N. B. — On trouve l'eau de Saint-Honoré chez tous les pharmaciens et marchands d'eau minérales.

Pour tous renseignements, s'adresser au Directeur de l'établissement thermal de Saint-Honoré-les-Bains (Nièvre).

HOTEL DES BAINS
HOTEL DU MORVAN
Au centre du Parc.

GRAND HOTEL BELLEVUE
EN FACE DU PARC.

Maisons de premier ordre. — Les plus confortables.
CHALETS POUR FAMILLES
EN FACE DU PARC, VASTES OMBRAGES,
TENUS PAR MM. WALSDORFF PÈRE ET FILS.

STATION DE VANDENESSE :
Omnibus des trois Hôtels à tous les trains.

STATION DE RÉMILLY :
A ceux de 8 heures 18 matin et 2 heures 36 soir.
Pour les autres, télégraphier.

VILLA DU GUÉ
POUR FAMILLES
Située à proximité du bourg et de l'Établissement.

PERCEAU
MENUISIER A SAINT-HONORÉ-LES-BAINS (NIÈVRE)
Chambres depuis 1 fr. 50 c.
CUISINE, SALLE A MANGER ET JARDIN.

6

SAINT-HONORÉ-LES-BAINS

(NIÈVRE).

VILLA DES ROSES

Maison meublée pour familles.

PIERDAIT, Propriétaire

Vue magnifique sur le château de la Montagne
et sur la Vieille-Montagne.

JARDIN POTAGER ET D'AGRÉMENT.

La Maison contient ONZE PIÈCES parfaitement meublées à neuf.

VILLA DES JASMINS

POUR FAMILLES

(Route de Moulins-Engilbert)

MACHIN - DEFOSSE

SERRURIER.

MAISON ADMIRABLEMENT SITUÉE, JARDIN.

VUE SPLENDIDE A L'EST, SUR LES PLAINES DE LA NIÈVRE,
AU NORD, SUR LES MONTAGNES DU MORVAN ET SUR LES BOIS.

VILLA DES ACACIAS.

A LOUER

VASTES APPARTEMENTS

POUR FAMILLES.

UN MAGNIFIQUE JARDIN.

Vue splendide sur la campagne.

PRIX MODÉRÉS.

S'adresser à M. POITOU (FRÉDÉRIC), *à S*-Honoré-les-Bains.

VILLA THÉRÈSE

APPARTEMENTS POUR FAMILLES

Tenue par MATHONAT-BILLAUD,

Près de l'Établissement.

KIOSQUE. – JARDIN.

Route de Rémilly

Il existe encore, à Saint-Honoré, beaucoup d'autres habitations spécialement aménagées pour les baigneurs; citons : la villa des Charmilles; les hôtels du Parc et de la villa Vaux-Martin; l'hôtel Hardy, l'hôtel de France, l'hôtel Maribas, l'hôtel Gorce, l'hôtel des Thermes; les maisons meublées Pommeret, Butot, Pasquier, Havequez, Poitou, de Colladou, Couperet, Perceau, Loriot, Massin, Joyeux, Janlt, etc., etc.

MM. les Voyageurs de Saint-Honoré trouveront à Nevers des hôtels de premier ordre : l'hôtel de France, dont la réputation est établie depuis longtemps, l'hôtel de l'Europe, l'hôtel de Nièvre, l'hôtel du Commerce, l'hôtel de la Paix et l'hôtel Moreau. Ce dernier, à proximité de la gare, possède une table d'hôte; repas à prix fixe et à la carte. Le service est parfaitement fait et soigné.

TABLE DES MATIÈRES.

GRAVURES.

Nevers, imp. G. Vallière.

MARCHE DES TRAINS

DE PARIS A VANDENESSE-SAINT-HONORÉ
Par la Bourgogne.

		1re, 2e, 3e cl.	1re, 2e, 3e cl.	1re classe.	1re, 2e, 3e cl.
Paris	dép..	6 25 m.	6 40 m.	11 15 m.	10 20 s.
Sens	dép..	8 57	10 48	1 31 s.	1 43 m.
Laroche	arr..	9 48	12 4 s.	2 18	2 50
	dép..	10 40	12 22	2 44	2 57
Auxerre	dép..	11 27 m.	12 59 s.	3 28 s.	3 37
Clamecy	arr..	1 23 s.	5 22 s.		5 15
	dép..	1 30	5 51		5 51
Vandenesse - Saint - Honoré	arr..	4 24 s.	8 35 s.		8 35 m.

DE PARIS A VANDENESSE-SAINT-HONORÉ
Par le Bourbonnais.

		1re, 2e cl.	1re, 2e, 3e cl.	1re classe.	1re, 2e, 3e cl.
Paris	dép..	9 10 m.	6 5 s.	8 7 s.	10 45 s.
Montargis	arr..	11 26	8 57	10 28	2 25 m.
	dép..	11 48	9 15	10 35	2 42
Nevers	arr..	2 24 s.	12 27 m.	1 29 m.	6 16
	dép..	3 6	1 59 m.		7 16
Cercy	arr..	4 37	3 2		8 37
	dép..	4 48	3 25		8 57
Vandenesse - Saint - Honoré	arr..	5 4 s.	3 41 m.		9 13 m.

DE MARSEILLE ET LYON A RÉMILLY.

		1re classe.	1re, 2e, 3e c.	1re, 2e, 3e c.	1re, 2e, 3e c.	1re classe.
Marseille	dép..	11 20 s.	» »	» »	2 4 s.	6 35 s.
Lyon	arr..	6 41 m.	» »	» »	10 4	12 35 m.
	dép..	7 8	5 8 m	11 1 m:	11 37	12 47
Mâcon	dép..	8 45	7 47	1 42 s.	1 33 m	2 2
Chagny	arr..	10 5 m.	10 21 m.	4 11	3 43 m.	3 11 m.
Chagny	dép..		10 59 m.	4 50	4 45 m.	
Rémilly	arr..		2 30 s.	8 35 s.	8 18 m.	

Nantes...... dép..	8 40 m.	12 7 s.	» »	10 45 s.
Angers...........	11 19	2 57	» »	2 19 m.
Tours ...... arr..	2 23 s.	6 35 s.	» »	5 5 m.
Bordeaux.... dép..	7 5 m.	7 5 m.	» »	6 45 s.
Angoulême........	10 27	12 23 s,	» »	9 22
Poitiers..........	1 » s.	3 32	» »	11 26 s.
Tours...... (arr..	3 13	6 45	» »	1 30 m.
(dép..	3 35	7 12	» »	5 17
Vierzon...... arr..	6 53 s.	10 29 s	» »	7 56 m.
Périgueux... dép..	12 58 s.	12 58 s.	6 27 s.	12 8 m.
Limoges..........	3 57	4 27	9 44	2 30
Vierzon...... arr..	7 57 s.	10 18 s.	1 14 m.	7 49 m.
Vierzon..... dép..	8 23 s.	10 40 s.	2 28 m.	8 20 m.
Bourges.........,	9 26	11 25	3 32	9 30
Nevers....... arr..	11 41 s.	1 4 m.	6 1	11 49 m.
Nevers....... dép..	1 59 m.		7 16	3 6 s.
Vandenesse-St-Honoré.	3 41 m.		9 13 m.	5 4 s.
Nîmes........... dép..	7 24 m.	» »	12 43 m.
Langogne.............	1 35 s.	» »	4 56
Arvant..............	5 42	» »	7 50
Clermont-Ferrand.........	8 55	» »	9 16
Gannat.............	9 39	» »	10 1
Moulins..............	11 3 s.	» »	11 34 m.
Nevers. .:....... (arr..	12 8 m.	» »	12 40 s.
(dép..	1 59	» »	3 6
Vandenesse-St-Honoré. arr..	3 41 m.	» »	5 4 s.
Belfort.......... dép..	4 40 m.	» »	6 11 s.
Besançon.	7 43	5 » m.	8 41
Vesoul...............	6 25	» »	4 28
Gray...............	8 40	5 50	9 16
Dôle...............	11 10	6 56	10 22 s.
Dijon.......... dép.,	2 37 s.	8 59 m.	2 28 m.
Chagny.......... dép..	4 50 s.	10 59 m.	4 45 m.
Rémilly.......... arr..	8 35 s.	2 30 s.	8 18 m.

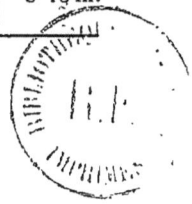

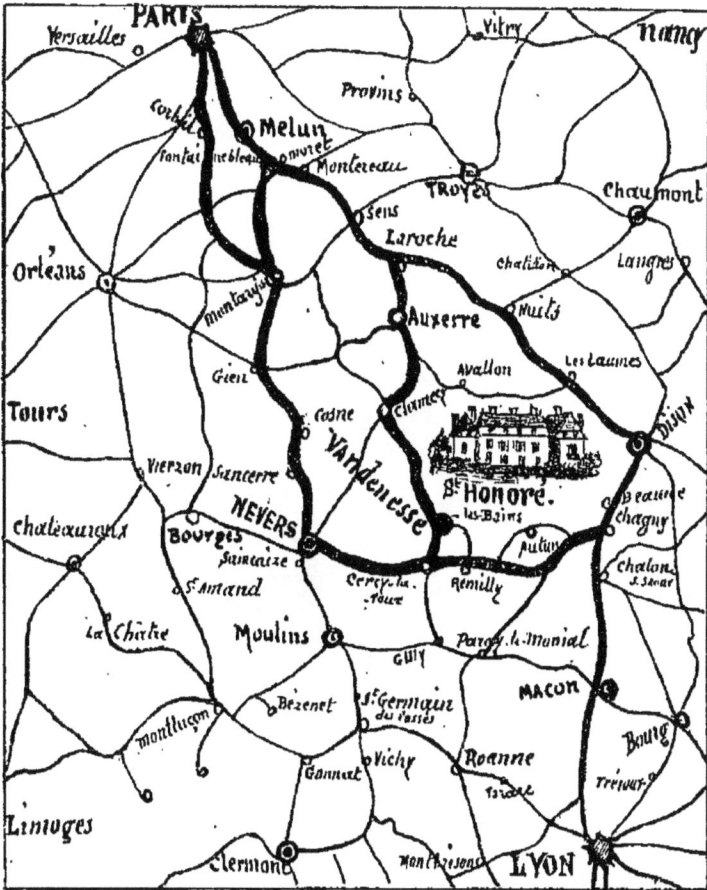